DES

RUPTURES DE LA TUNIQUE VAGINALE

DANS LES HYDROCÈLES

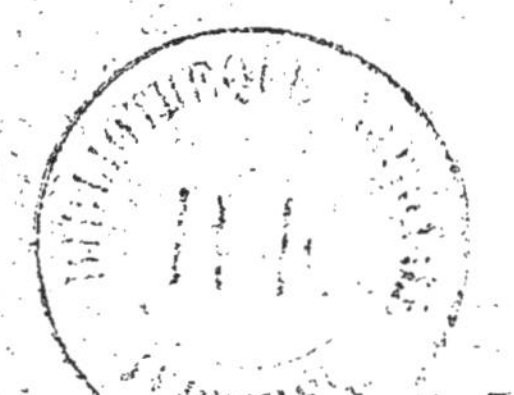

PAR

LE DR F. BURDET

Ex-Interne des Hôpitaux de Lyon.

LYON

A. REY IMPRIMEUR DE LA FACULTÉ DE MÉDECINE

4, RUE GENTIL, 4

1896

DES

RUPTURES DE LA TUNIQUE VAGINALE

DANS LES HYDROCÈLES

DES
RUPTURES DE LA TUNIQUE VAGINALE
DANS LES HYDROCÈLES

PAR

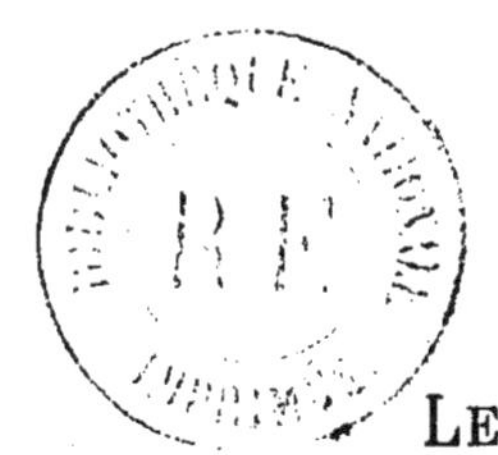

Le DR F. BURDET
Ex-Interne des Hôpitaux de Lyon.

———

LYON

A REY IMPRIMEUR DE LA FACULTÉ DE MÉDECINE
4, RUE GENTIL, 4

1896

INTRODUCTION

Dans le cours de l'hydrocèle vaginale qui est non seulement l'affection la plus fréquente des bourses mais encore l'une des affections chirurgicales les plus répandues, une complication très intéressante, sans contredit, est bien la rupture de la poche vaginale. Comparé au nombre considérable des hydrocèles, cet accident est relativement rare. Ici cependant nous ne pouvons pas expliquer cette rareté par les deux grands facteurs habituels: l'indifférence du malade et les erreurs de diagnostic. La complication dont nous nous occupons se présente, en effet, ordinairement avec des symptômes à grand fracas et des commémoratifs qui entraînent la conviction du clinicien; d'autre part, les signes tant subjectifs qu'extérieurs effrayent le malade et l'amènent vite aux chirurgiens, si bien que peu de cas échappent à l'examen.

Néanmoins, il nous a semblé que si la rupture de la vaginale était bien connue au point de vue clinique, quelques lacunes existaient encore dans sa pathogénie et son anatomie pathologique. Si les anciens chirurgiens avaient entrevu les causes ordinaires de cette complication, ils étaient mal renseignés sur les lésions de la vaginale, à cause de l'absence des opérations sanglantes. Reverdin puis Saint-Martin ont eu le mérite d'attirer l'attention sur cette partie de notre étude. Dernièrement M. le professeur Poncet a eu l'occasion de traiter successivement plusieurs malades ayant présenté une déchirure de la vaginale dans le cours d'hydrocèles. Il nous a engagé à faire sur ce sujet notre thèse inaugurale et nous avons accepté avec empressement, nous proposant d'insister plus particulièrement sur certains points d'anatomie pathologique et de thérapeutique chirurgicale.

Nous diviserons notre étude en six chapitres:

Dans le chapitre premier nous ferons l'historique de la question.

Le chapitre II contiendra l'anatomie rapide de l'état normal des bourses: nous insisterons plus particulièrement sur quelques points intéressant notre sujet et nous relaterons les expériences de ruptures pratiquées sur des vaginales normales par nos devanciers.

Nous aurions désiré nous-même contrôler et étendre cette étude : la rareté des sujets à l'amphithéâtre pendant cette période de l'année, l'absence complète de temps nous ont fait, à notre grand regret, renoncer à notre projet. Nous avons assisté à une partie des expériences instituées par notre collègue et ami Delore [1] sur les indications de M. le professeur Poncet et nous les discuterons.

Dans le chapitre III, nous publierons les observations que nous avons pu recueillir.

L'étude des lésions de la vaginale atteinte de rupture, l'anatomie pathologique de la complication formera le sujet du chapitre IV,

Nous donnerons un développement plus étendu que la plupart des auteurs sur le siége de la déchirure de la tunique vaginale et sur celui de l'épanchement intra-pariétal.

Dans le chapitre V, nous exposerons les données étiologiques et cliniques, la marche et les modes de terminaison divers.

Enfin le chapitre VI sera consacré au traitement; nous donnerons les idées de M. le professeur Poncet.

Arrivé au terme de nos études médicales, nous tenons à adresser nos remerciements à tous ceux qui furent nos maîtres dans les Hôpitaux ; d'abord à M. le professeur Poncet, qui nous donne un nouveau témoignage de sa bienveillance en acceptant la présidence de notre thèse, après s'être toujours montré plein de bonté pour nous depuis le jour déjà éloigné où nous avions l'honneur d'être son externe.

[1] Delore, *Gaz. hebdomadaire de médecine et de chirurgie*, 5 juillet 1896.

MM. Cordier, Audry, Josserand, Renaut et Teissier ont droit à toute notre reconnaissance pour l'enseignement médical qu'ils nous ont dispensé, sans ménagement.

M. le professeur agrégé Gangolphe, M. le professeur agrégé Jaboulay et M. le professeur Maurice Pollosson nous ont initié à la chirurgie et largement fait profiter de leur science ; M. le professeur agrégé Rochet nous a été d'un grand secours dans une circonstance que nous n'oublierons jamais et M. Albertin s'est toujours montré notre ami. Que tous reçoivent ici l'expression de notre reconnaissance.

M. le professeur Gayet a été notre dernier maître et nous regrettons vivement de n'avoir pas pu profiter plus longtemps des ressources de la clinique ophtalmologique, sous un maître aussi bienveillant.

Nous quittons l'internat à regret : que tous nos camarades soient assurés de notre amitié. Merci à mon collègue et ami Xavier Delore du précieux concours qu'il nous a prêté dans la rédaction de ce travail.

DES

RUPTURES DE LA TUNIQUE VAGINALE

DANS LES HYDROCÈLES

CHAPITRE PREMIER

Historique.

Comme on peut s'en rendre facilement compte en compulsant les divers travaux anciens, la rupture de l'hydrocèle vaginale a été connue de tout temps. Mais de même
que la pathogénie et le traitement de l'hydrocèle étaient
fort discutés par les auteurs, de même la complication de
cette affection, consistant dans la rupture de la vaginale,
était mal étudiée et presque passée sous silence.

Le premier fait bien décrit fut celui de Bertrandi[1] qui,
en 1757, rapporte l'histoire détaillée d'un homme ayant
présenté nettement une déchirure de la séreuse atteinte
d'hydropisie, pendant un excès de boisson. Il est probable que l'on eut affaire à une déchirure spontanée ;
mais l'auteur est muet sur l'étiologie qui restait, encore à
cette époque, dénuée de précision.

---

[1] Bertrandi, *Mém. de l'Ac. royale de chirurgie*, 1757.

Bientôt, comme si cette communication avait attiré l'attention des chirurgiens, les observations se multiplièrent. Nous signalerons les noms de Pott[1] (1762), de Sabatier[2] (1774) et J.-L. Petit[3] (1774).

Hünter insiste sur la distinction entre l'hématocèle traumatique et l'hématocèle spontanée. Puis ce chirurgien ajoute : « Quelquefois un coup porté sur le scrotum a causé la rupture du sac et par suite l'infiltration du liquide dans le tissu cellulaire, ce qui a produit une guérison temporaire.

« Le malade et même le chirurgien ont été quelquefois alarmés de cet accident, par ce qu'il s'est infiltré du sang avec la sérosité et que l'aspect des parties a fait croire que la gangrène s'était établie[4]. »

Lassus[5], en 1806, distingue l'hématocèle pariétale, l'hématocèle funiculaire et l'hématocèle vaginale. Ces différentes variétés peuvent coexister, en particulier dans le cas de rupture de la vaginale. Cette division très nette était déjà ébauchée ; mais ce qui peut étonner à bon droit, c'est la témérité de l'auteur qui veut qu'on pratique l'incision de la tumeur dans toute son étendue. Lassus a donc été le précurseur de Reverdin à une époque déjà fort éloignée et préantiseptique.

[1] Pott, *Practical remarcks on the hydrocele*, London, 1762.

[2] Sabatier, Recherches historiques sur la cure radicale de l'hydrocèle *(Mém. de l'Ac. royale de chirurgie*, 1774).

[3] J.-L. Petit, *Traité des maladies chirurgicales*, t. II, Paris, 1774.

[4] Hunter, *Œuvres complètes*, trad. Richelot, Paris, 1843.

[5] Lassus, *Pathologie chirurgicale*, Paris, 1806.

Successivement, Pelletan (1810), Bérard, Brodie, Asthley Cooper citent des exemples ainsi que Mayor (de Lausanne) et Boyer.

Dupuytren et Guibert[1] , en 1831, ayant observé cette complication de l'hydrocèle, remarquent que l'irruption du liquide dans les mailles cellulaires du scrotum s'accompagne d'un épanchement de sang.

Ils attribuent cet épanchement sanguin à la rupture des vaisseaux du tissu cellulaire produite par la traction exagérée de ces canaux à la suite de la distension du tissu cellulaire par la sérosité.

Cette explication n'est pas admise par tous et Walther signale un fait qui semble renverser, au moins dans certains cas, la théorie de Dupuytren et Guibert. « Lorsque, dit Walther, le sang coagulé fut évacué, il se produisit un écoulement profus de sang frais venant de l'ouverture d'une artère rompue de la tunique vaginale que l'on trouva déchirée vers le raphé, l'ouverture laissant passer facilement le doigt dans le tissu cellulaire du scrotum. »

Velpeau[2], en 1837, fait l'historique et la critique des travaux précédents. Ce maître de la chirurgie recommande l'abstention systématique et rejette absolument le procédé d'incision employé alors par quelques-uns de ses collègues.

Dès lors, la conduite de Velpeau est docilement suivie par ses successeurs jusqu'à l'avènement de l'ère antiseptique.

[1] Dupuytren et Guibert, *Bulletin de la Société de Chirurgie*, 1831.

[2] Velpeau, art. HYDROCÈLE, *Dict. de Médecine et de Chirurgie* en 30 volumes, 1837.

Les travaux deviennent plus rares, et de 1837 à 1882, nous ne trouvons que les recherches anatomiques de Béraud[1] et un cas fort intéressant de Rozan[2]. Nous détaillerons ailleurs les travaux de Béraud, mais nous dirons dès maintenant que cet auteur voulait, à tort selon nous, faire dériver d'un état normal de la vaginale un accident qui ne relève presque toujours que d'un désordre pathologique.

Au début de la méthode antiseptique, la rupture de la vaginale dans les hydrocèles était, en somme, fort bien connue cliniquement et étiologiquement ; nombreuses étaient déjà les observations. Mais le traitement était fort discuté et si quelques-uns, avec Lassus, pratiquaient une incision, la plupart, avec Velpeau, bannissaient l'opération sanglante, recommandant seulement le repos avec applications résolutives. Les malades qui présentent l'accident de la rupture ne meurent pas ; aussi l'absence de constatation directe des lésions pendant une opération sanglante rarement pratiquée alors, avait-elle empêché l'anatomie pathologique de faire de grands progrès.

Reverdin[3], en 1882, commence notre seconde période et du premier coup, avec un flair exceptionnel, il remet la question sous un jour qui n'a, dès lors, pas changé. Après avoir rapporté plusieurs observations personnelles, il étudie l'anatomie pathologique spécialement et déduit enfin la pathogénie et le traitement. Cet auteur a eu le

---

[1] Béraud, Mém. sur le diverticulum de la tunique vaginale (*Bullet. Soc. de Chirurgie*, 1863, p. 277 et 286).

[2] Rozan, *Gaz. des Hôpitaux*, 1863.

[3] Reverdin, *Revue médicale de la Suisse romande*, 1882 et *Rev. des maladies des org. génito-urinaires*, 1883.

mérite d'attirer l'attention sur le rôle des lésions spontanées de la vaginale dans l'étiologie de ses déchirures et,
de plus, de recommander le seul traitement rationnel,
c'est-à dire l'opération sanglante. Nous verrons, plus
tard, que nous adoptons pleinement les conclusions de
Reverdin, après les expériences et les résultats anatomiques des opérations pratiquées par M. le professeur
Poncet.

La même année, parut une excellente *Monographie
de la rupture de la vaginale dans les hydrocèles;* c'est
la thèse inaugurale de Saint-Martin[1] inspirée par MM. Richet et Delens, dans laquelle on trouve des recherches fort
intéressantes et des expériences minutieuses. Nous aurons
à discuter longuement certaines conclusions de l'auteur.

Les voici :

« I. La rupture de la tunique vaginale distendue par un
épanchement, est un accident qui n'est pas absolument
rare.

« II. Cet accident survient : spontanément, après un
effort, comme résultat d'un traumatisme.

« III. La rupture se produit à la partie supérieure ou à
la partie antérieure de la séreuse. Son étendue et sa disposition sont variables. Les conditions pathogéniques sont
éclairées par les dispositions anatomiques normales indiquées par Béraud.

« IV. Les signes sont : douleur scrotale, disparition
de l'hydrocèle, œdème brusque et hématocèle pariétale
consécutive. Rarement épanchement sanguin considérable
dans la tunique vaginale.

[1] Saint-Martin, *Rupture de la vaginale dans les hydrocèles*
(th. Paris, 1883).

- « V. Exceptionnellement, accidents inflammatoires dans la vaginale ou dans la paroi des bourses.

« VI. L'hydrocèle se reproduit ordinairement, mais pas de transformation en hématocèle vaginale.

« VII. Indications thérapeutiques réglées par nature et gravité de l'accident : œdème, hématocèle pariétale, inflammation consécutive. »

Nous ajouterons que Saint-Martin recommande l'abstention opératoire ; on ordonnera, dit-il, le repos avec des applications résolutives : l'incision n'est indiquée qu'en cas de suppuration. Aux chapitres :

1° De l'anatomie normale, nous discuterons les conclusions expérimentales de cet auteur ;

2° Au chapitre de l'anatomie pathologique, nous mettrons en regard la conclusion III, avec nos propres conclusions ;

3° Enfin, nous discuterons la conclusion VII au chapitre du traitement.

Monod et Terrillon[1], en 1889, adoptent les conclusions de Reverdin, ainsi que Reclus[2], en 1893 et en 1886.

Baseil[3], en 1890, dans une thèse considérable sur l'hématome des bourses, consacre un chapitre spécial aux ruptures de la tunique vaginale. Il rapporte deux observations de Reverdin et une autre d'Heydenreich, d'origine spontanée, la dernière inédite : on y trouve deux autres observations de Reverdin et une inédite de l'auteur lui-

---

[1] Monod et Terrillon, *Traité des maladies du testicule*, Paris, 1889.

[2] Reclus, *Bulletin Soc. de Chirurgie*, 1886 ; *Traité de Chirurgie, Duplay et Reclus*, article HÉMATOME DES BOURSES, 1891.

[3] Baseil, *Hématome des bourses* (th. Nancy, 1890)

même, toutes trois produites pendant des efforts ; enfin, douze observations de déchirure traumatique, parmi lesquelles deux appartenant à Desprès [1] et les deux cas inédits rapportés dans la thèse de Saint-Martin et dûs à Peyrot et à Périer [2].

Nous arrêterons là cet historique déjà bien long et fastidieux. Au fur et à mesure de notre description, nous relaterons les travaux anciens ou récents qui n'ont pas encore été signalés. Cependant, nous ferons une mention au travail de notre collègue et ami Delore paru dernièrement. Cet article qui contient quelques-unes de nos observations a été écrit sous la direction de notre maître commun, M. le professeur Poncet, et nous y ferons quelques emprunts à l'occasion [3].

[1] Desprès, *Bulletin de la Soc. de Chirurgie*, 1881.

[2] Th. Saint-Martin, *loc. cit.*

[3] Delore, Contribution à l'étude de la rupture de la tunique vaginale dans les hydrocèles *(Gaz. hebdomadaire de Medecine et Chirurgie*, 5 juillet 1896).

CHAPITRE II

**Anatomie des enveloppes du testicule.—
Recherches expérimentales sur la rupture provoquée de la tunique vaginale.**

I. ANATOMIE.

Les motifs de ce rapide résumé de l'anatomie des bourses
viennent du but que nous nous sommes proposé, en entre-
prenant notre modeste étude, d'insister plus particulièrement sur l'anatomie pathologique et notamment sur le
siège de la rupture vaginale et sur le siège aussi exact que
possible de l'épanchement intra-pariétal.

On sait que les classiques décrivent ordinairement dans
les bourses, en allant de la surface à la profondeur, c'est-
à-dire de la peau au testicule, plusieurs tuniques successives qui sont : la peau, le dartos, une couche celluleuse
sous-dartoïque, un feuillet fibro-musculaire divisé par
quelques-uns en deux couches, une couche de tissu cellulaire appelée extra-vaginale ou péri-vaginale, enfin une
tunique séreuse, la vaginale.

1° Passons sur la *peau du scrotum* remarquable en ce qui nous intéresse par sa grande résistance et sa grande richesse en fibres élastiques. Cette dernière propriété nous explique comment elle peut contenir des hydrocèles d'une grosseur parfois invraisemblable qui les prédispose à la rupture traumatique.

2° Le *dartos* est une lame mince de fibres musculaires lisses, d'aspect fibrillaire et rougeâtre, appliquée en dedans de la peau et lui adhérant intimement.

Les fibres disposées d'une façon générale dans le sens longitudinal, c'est-à-dire parallèlement au raphé médian provoquent par leur tonicité ou leur contraction lente le plissement transversal de la peau.

Comment est disposé le feuillet dartoïque ? C'est ici qu'interviennent quelques divergences fort importantes entre les anatomistes. Sappey qui a fort bien décrit ce feuillet assez mal connu à son époque, lui donne les limites suivantes : après avoir tapissé d'une couche continue toute la peau du scrotum, il arrive à l'insertion ou plutôt à la racine des bourses et s'y termine ainsi : — En avant, il se continue tout autour de la verge, en formant le feuillet musculaire lisse qui est appelé dartos pénien. — En arrière, il se confond avec des fibres musculaires analogues qui sont réunies sous le nom de dartos périnéal. — Partout ailleurs, le dartos change de nature, perd peu à peu ses fibres musculaires et dégénère en une simple lame très élastique que Sappey dénomme fort heureusement *appareil suspenseur* des bourses [1].

Cette lame élastique se fixe sur les côtés aux branches

[1] Sappey, *Traité d'anatomie.*

ischio-pubiennes, fermant ainsi les bourses du côté de la cuisse. En haut, elle se perd insensiblement dans le tissu cellulaire de la paroi abdominale entre le canal inguinal et la verge ; les lamelles médianes forment le ligament suspenseur de la verge.

Jusqu'ici tous les auteurs s'entendent, mais il n'en est plus de même quand il s'agit de savoir quel est le trajet du dartos au niveau du raphé des bourses.

Sappey nous dit : « Sur le raphé, les deux moitiés de la lame musculaire se continuent entre elles comme les deux moitiés du scrotum et forment ainsi une seule et même enveloppe commune aux deux testicules. »

Charpy[1], au contraire, est d'un avis diamétralement opposé et prétend que les feuillets dartoïques sont indépendants l'un de l'autre : le feuillet de la bourse droite et celui de la bourse gauche se recourbent en arrière au niveau du raphé, s'adossent l'un à l'autre et se portent ainsi, en conservant leur individualité jusqu'à la partie postérieure des bourses. Les deux portions du dartos forment ainsi la cloison des bourses *(septum scroti)* en ménageant entre elles un espace vide qui peut être parfois le siège d'un épanchement intra-pariétal. Julien et Berger ont signalé des cas d'hématome ainsi localisé à la cloison. Charpy ajoute : « Il y aurait donc deux sacs dartoïques et non un seul comme le veut Sappey. Cette indépendance est manifeste dans l'atrophie unilatérale des bourses par absence d'un testicule, ainsi que dans leur dilatation par une hernie ou une hydrocèle. De plus, le raphé extérieur marquant la ligne neutre de séparation ne se fronce pas

---

[1] Charpy, *Organes génito-urinaires*, 1890.

pendant la contraction musculaire.» La cloison des bourses existe donc, et ce qui le prouve péremptoirement, c'est l'insufflation d'air au-dessous du dartos et d'un côté seulement. Cette expérience répétée par de nombreux auteurs a toujours donné le même résultat, à savoir le gonflement de la moitié seulement des bourses correspondante au côté insufflé.

Barrois [1], en 1882, dans une thèse de Lille, concilie les deux opinions. Ses recherches lui ont fait découvrir deux feuillets dartoïques superposés : l'un superficiel, l'autre profond.

Le feuillet superficiel est commun aux deux moitiés des bourses et revêt les caractères du feuillet décrit par Sappey. Le feuillet profond est analogue au dartos décrit par Charpy, c'est à-dire forme deux sacs adossés l'un à l'autre au niveau du raphé médian.

Actuellement tous les auteurs anatomiques s'occordent pour admettre deux sacs dartoïques distincts. Les cliniciens peuvent ainsi expliquer facilement les épanchements intra-pariétaux localisés à une seule moitié des bourses. Si nous avons insisté sur ce point d'anatomie, c'est que la règle clinique dans les ruptures d'hydrocèle confirme absolument les découvertes anatomiques, en montrant toujours l'indépendance complète de la bourse du côté sain. Il existe, en somme, deux loges sous-dartoïques distinctes.

3° *Ce tissu sous-dartoïque* appelé encore tunique celluleuse ou *fascia de Cooper* sépare le dartos de la tunique fibro-musculaire ; c'est une cavité celluleuse, à mailles

---

[1] Barrois, Th. inaugurale, Lille, 1882.

larges, une sorte de synoviale dans laquelle se meut et glisse le testicule. Appelé « Spaltraüm » par les Allemands, il a été comparé par Disse [1] à un véritable sac dont les parois sont formées de lames fibreuses descendues pour entourer le testicule, du pourtour de l'anneau inguinal, de l'épine du pubis, de la symphyse et de la crête pubienne. L'auteur allemand a injecté la cavité un grand nombre de fois et a constaté qu'elle était parfaitement close du côté de la cuisse, tandis qu'elle se continuait librement avec le tissu cellulaire sous-cutané du périnée, de la verge et de la paroi abdominale antérieure.

Mathieu Baseil arrive aussi après une série d'expériences aux mêmes résultats ; une légère divergence de vues entre les deux auteurs offre trop peu d'intérêt pratique pour que nous la signalions autrement.

En définitive, cet « espace scrotal » joue un rôle important dans la pathologie des bourses : dans ses mailles, s'accumuleront la sérosité des œdèmes, le sang des hémorragies, les gaz de la putréfaction. C'est cette cavité qui se remplira quelquefois brusquement après une rupture de l'hydrocèle ; cependant, nous verrons que d'autres espaces moins étendus peut-être, mais tout ouverts cependant, sont disposés autour de la vaginale pour recevoir des liquides ou des gaz provenant de cette séreuse.

4° La *tunique fibro-musculaire* est la véritable enveloppe des testicules et si la tunique dartoïque séparait les deux bourses l'une de l'autre, la tunique fibro-musculaire séparerait non seulement les deux bourses, mais encore

---

[1] Disse, Der scrotale spaltraüm, etc. *(Arch. de His*, vol. supplémentaire, Leipzig, 1889).

isolera le testicule qu'elle contient dans un sac solide présentant une ouverture unique au niveau de l'anneau inguinal interne. On la divise quelquefois en deux couches : l'une superficielle ou tunique érythroïde, l'autre profonde ou tunique fibreuse.

a) La *tunique érythroïde*, dite encore musculeuse, ou crémastérienne n'est autre que le crémaster. Nous dirons simplement que les fibres striées s'insèrent sur la tunique fibreuse, mais sans former une couche continue. Entre les divers points d'insertion des faisceaux musculaires, il existe donc des espaces par lesquels la tunique fibreuse entre directement en rapport avec la couche sous-dartoïque. Les coupes figurées par Barrois, dans sa thèse, montrent bien cette disposition.

b) La *tunique fibreuse* appelée encore gaine commune au testicule et au cordon est assez mince au niveau du cordon (portion funiculaire de Béraud), beaucoup plus épaisse au niveau du testicule (portion testiculaire de Béraud). Nous aurons l'occasion de retrouver plus tard l'importance de cette constatation anatomique ; nous nous contenterons seulement, à cet endroit, d'attirer l'attention sur une disposition particulière de la tunique fibreuse décrite par Béraud.

Cet auteur[1] divise la tunique fibreuse en deux portions: portion funiculaire et portion testiculaire. Tandis que la seconde portion très résistante et partout continue soutient solidement la tunique vaginale, la première portion ou portion supérieure est peu adhérente au cordon, amincie à tel point qu'elle présente par places des solutions de con-

---

[1] Béraud, *loc. cit.*

tinuité, des éraillures par lesquelles font saillie des diverticulums de la séreuse vaginale qui viennent ainsi jusque dans le sac celluleux sous-dartoïque. Saint-Martin admet ces éraillures de la portion funiculaire de la tunique fibreuse, mais sans preuves à l'appui, se contentant de s'appuyer sur l'autorité de Béraud.

La tunique fibreuse nous présente un riche réseau sanguin développé dans ses couches superficielles (Barrois) et qui pourra, à la suite d'une rupture, devenir la source d'une hémorragie. Après la déchirure d'une hydrocèle, si la tunique fibreuse est rompue, la sérosité de la séreuse se mélangera au sang provenant de la tunique fibreuse et l'on aura ainsi un liquide hydro-hématique plus ou moins foncé, parfois des caillots assez abondants. Dupuytren et Guibert ne connaissaient pas ce fait particulier, quand ils donnaient l'explication que nous avons signalée.

Klein et Barrois ont enfin décrit à la face profonde de la tunique fibreuse des fibres musculaires qu'ils appellent crémaster moyen. Ce muscle ne nous intéresse pas davantage que le *ligament scrotal du testicule.*

5° Notre cinquième couche que nous avons appelée *tissu cellulaire péri-vaginal* ou mieux *extra-vaginal,* bien qu'admise par tous les auteurs anatomiques, mérite mieux, selon nous, que la simple mention qui lui est accordée dans les travaux classiques. Homologue du tissu cellulaire sous-péritonéal qui tapisse le feuillet pariétal du péritoine, elle est en continuité avec ce tissu par l'intermédiaire du tissu cellulaire lâche dans lequel baignent les éléments du cordon spermatique. Dans son intérieur cheminent les rameaux de l'artère funiculaire, qui vont irriguer la fibreuse et le feuillet pariétal de la vaginale, et qui peuvent devenir la source d'une hémorragie dans les épanchements limités à ce tissu. Les injections de liquide dans la cavité vaginale produites par notre collègue Delore ont souvent fait irruption, comme nous le verrons plus loin, dans cette couche péri-vaginale[1] et voici les remarques que Delore a faites dans ces cas de diffusion. Après la sensation, ordinairement très nette, de rupture de la vaginale par l'injection forcée, il ne semble pas tout d'abord que le liquide s'écoule très facilement par la déchirure de la séreuse qui garde à peu près le volume qu'on lui a fait prendre. Il faut pousser de nouveau le piston de la seringue pour voir la distension de la vaginale diminuer peu à peu, en même temps qu'on voit apparaître une volumineuse tumeur qui remonte entre les éléments du cordon. Dès lors, l'injection du liquide peut être pour ainsi dire, indéfinie : car elle s'écoule ou plutôt dissèque le tissu sous-péritonéal ordinairement suffisamment lâche. Nous avons donc pensé que ce tissu péri-vaginal bridé par la tunique fibreuse avait beaucoup moins de tendance à se distendre dans la portion testiculaire que dans la portion funiculaire à cause de la différence de résistance de la tunique fibreuse dans ses deux parties.

La clinique a vérifié l'existence de cet espace péri-vaginal. Gross et Kocher[2] ont signalé des hématomes exclusivement extra-vaginaux. Nous croyons intéressant de rapporter un cas semblable relaté dans la thèse de Baseil.

Observation de Baseil (service d'Heydenreich).

---

[1] Voy. les expériences.
[2] Kocher, *Deutsche Chirurgie*, Stuttgard, 1887.

Un malade habitué à pratiquer lui-même la ponction de son hydrocèle, mais fatigué de récidives trop fréquentes, demande une opération. Heydenreich ouvre la séreuse distendue par 350 grammes de sang ; la poche vidée, on remarque sur la face externe du feuillet pariétal de la vaginale, une tumeur aplatie, dure, longue de 8 à 10 centimètres, large de 6 à 7, ayant la pointe au niveau de l'anneau inguinal externe et sa grosse extrémité en bas, au fond du scrotum. Elle adhère intimement à la vaginale et contient 50 grammes d'un liquide rouge brun et de gros caillots noirâtres. Nous étions donc en présence d'une double poche, l'une formée par la séreuse, l'autre ayant pour paroi, d'une part la tunique vaginale, d'autre part la tunique fibreuse.

6° Nous n'avons pas à décrire *la vaginale*. Nous dirons simplement pour notre étude les quelques particularités suivantes :

D'après Béraud, la portion juxta-funiculaire de la séreuse présente des diverticules, des appendices terminés en culs-de-sac, longs d'1 ou 2 centimètres et larges d'1 à 2 millimètres analogues aux diverticules synoviaux des cavités articulaires. Ces diverticules font hernie à travers les éraillures déjà citées de la tunique fibreuse. Notre auteur les a toujours rencontrés dans ses injections de la cavité vaginale avec du suif ou de la cire[1] et c'est à leurs dépens, pour Béraud, que se développe l'hydrocèle spéciale connue sous le nom d'hydrocèle diverticulaire de Béraud. Enfin ce seraient également ces appendices qui se rompraient dans les hydrocèles.

[1] Béraud, *loc. cit.*

Nous verrons plus tard ce qu'on peut penser de cette pathogénie. Bornons-nous à dire pour l'instant que l'existence des diverticules est mise en doute par la plupart des anatomistes.

II. RECHERCHES EXPÉRIMENTALES SUR LES RUPTURES DE LA VAGINALE PAR INJECTION FORCÉE

Deux auteurs seulement se sont occupés de cette question, à notre connaissance, Saint-Martin en 1883 et Delore en 1896. Voici leurs résultats résumés :

Saint-Martin se servait d'un tube en T, qui lui permettait de mesurer la pression nécessaire pour rompre la tunique vaginale ; la dissection consécutive montrait quel était le point rompu et quelle était sa forme. Il remarqua ainsi que la déchirure apparaissait à une pression moyenne d'1 atmosphère environ ; les écarts varient facilement de 1/2 atmosphère en plus, suivant l'épaisseur de la séreuse. Parfois même la rupture n'a pas pu être produite dans des vaginales plus épaisses que les vaginales normales et sur 19 expériences, 5 fois l'auteur a essuyé un insuccès complet.

Le siège de la rupture expérimentale est ordinairement à la partie antérieure et à la partie supérieure surtout, et l'auteur fait jouer un grand rôle aux diverticules de Béraud. La forme de la déchirure est peu intéressante, tantôt plus ou moins déchiquetée, tantôt affectant la forme régulière d'un trou circulaire comme taillé à l'emporte-pièce. Enfin la longueur ou le diamètre atteint ordinairement 1 centimètre environ. Nous remarquerons que Saint-

Martin ne donne aucun renseignement sur le siège de l'épanchement du liquide dans les espaces celluleux des bourses.

Les expériences de Delore sont résumées dans les deux conclusions :

« 1° La plupart du temps, le liquide qui sort d'une vaginale distendue est arrêté par la tunique fibreuse ;

« 2° Nos expériences semblent démontrer que la rupture provoquée de la tunique vaginale n'a pas de siège de prédilection constant. »

Nous n'avons pas d'expériences personnelles à apporter dans le débat. Il nous semble, d'ailleurs, que dans les ruptures provoquées, le mécanisme est bien différent de celui des ruptures pathologiques ; dans le premier cas, nous avons affaire à des vaginales normales, et dans le second, à des vaginales atteintes de lésions qui modifient leur structure et leur résistance, comme nous l'a bien dit M. le professeur Poncet. Si nous avons signalé ces expériences, c'est dans le but de pouvoir répéter, après notre maître, que dans la vaginale, notamment, l'état normal ne doit pas faire juger l'état pathologique.

CHAPITRE III

Observations.

Nous relaterons, d'abord, les observations recueillies à la clinique chirurgicale de M. le professeur Poncet (I, II, III, IV), puis quelques-unes des observations recueillies dans des travaux antérieurs.

OBSERVATION I

Hématocèle vaginale et pariétale par rupture de la vaginale dans une hydrocèle.

G. Anthelme, cinquante-deux ans, tonnelier, demeurant à Culoz. Entré le 13 novembre 1895, à la clinique chirurgicale de M. le professeur Poncet.

Cet homme ne présente aucun antécédent intéressant à signaler.

Il y a deux ans, sa bourse gauche se mit à augmenter de volume progressivement et sans douleur. Il y a quinze jours, elle présentait le volume d'une grosse orange et était allongée, piriforme comme la plupart des hydrocèles ; elle n'était ni gênante, ni douloureuse.

A cette époque, c'est-à-dire, il y a quinze jours, à la suite d'un effort un peu violent, notre malade ressentit brusquement une douleur vive comme un coup de canif dans la bourse gauche qui augmenta très rapidement de volume et devint rouge et tuméfiée. L'augmentation de volume fut d'un tiers environ ; depuis cet accident, la douleur empêche toute espèce de travail.

A l'entrée, la bourse gauche est distendue, fluctuante, mais non transparente. En haut et en avant sur la mi-hauteur environ, les tissus paraissent indurés, épaissis, douloureux et semblent former une coque qui masque la fluctuation.

Le diagnostic porté fut : hydrocèle ancienne avec rupture récente de la poche et hématocèle pariétale consécutive.

Le 16 novembre, M. le professeur agrégé Curtillet incise suivant le grand axe de la tumeur et tombe ainsi sur une poche très distendue. L'ouverture de cette poche donne issue à 200 grammes environ de liquide hématique noirâtre, mélangé de nombreux caillots. Après évacuation soigneuse de cette cavité, on voit sourdre, en arrière et en haut, un peu en dehors du corps de l'épididyme par un petit pertuis, du liquide semblable à celui qui vient d'être évacué. Ce pertuis conduit dans la séreuse vaginale moyennement tendue, *très épaissie, contenant un testicule très atrophié :* c'est ce pertuis, sans aucun doute, qui représente le point de rupture vaginale ayant permis l'épanchement intra-pariétal. L'induration et la confusion entre-eux des divers plans des bourses ne permet pas de reconnaître si cet hématome intra-pariétal siège en dedans ou en dehors de la tunique fibreuse.

L'opération est terminée par la castration avec ablation complète par décortication de la vaginale et de la grande poche extra-vaginale. Puis on réunit en plaçant un petit drain à la partie inférieure de la plaie.

Le 2 décembre, le malade sort complètement guéri.

Observation II

Hématocèle pariétale par rupture de la vaginale dans une ancienne hydrocèle droite, compliquée de hernie inguinale ; hydrocèle gauche concomitante.

R... Jean, cinquante-sept ans, jardinier à Saint-Pal-du-Mans, entré le 20 janvier 1896 à la clinique chirurgicale de M. le professeur A. Poncet.

Rien de particulier dans les antécédents.

Il y a dix huit ans, les deux bourses se mirent à augmenter de volume progressivement, d'abord la gauche, puis la droite. Le volume n'était influencé ni par la toux, ni par les efforts ou les changements de position et par conséquent n'était pas formé par de l'intestin. Il y a dix ans environ, tandis que les dimensions de la bourse gauche restent stationnaires, égales environ à celles d'une grosse pomme, la bourse droite continue à devenir plus volumineuse, et de plus, commence à présenter du gargouillement près de son pédicule ainsi que du gonflement dans la toux et dans les efforts. Il y a huit jours, la bourse droite avait à peu près le volume de deux gros poings fermés.

A cette époque, brusquement, en soulevant un fardeau, le malade ressentit une vive douleur dans la bourse droite, comme si quelque chose s'était cassé, dit-il. Bientôt, la bourse augmenta de volume, se tuméfia, couverte d'une large ecchymose se prolongeant vers la partie inférieure de l'abdomen le long du canal inguinal et nettement plus marquée sur la face supéro externe de la bourse. Peu à peu, le gonflement a diminué et s'est réduit à tel point que les dimensions sont devenues sensiblement les mêmes qu'avant l'incident.

A son entrée on constate une hydrocèle gauche légèrement distendue permettant de reconnaître facilement le testicule qui est augmenté de volume, mais de consistance normale.

La bourse droite est volumineuse et très dure. La vaginale et les tissus sus-jacents forment un plan résistant qui empêche de reconnaître le testicule et de percevoir la fluctuation, sauf cependant en bas et en dehors où l'on sent un orifice taillé à l'emporte-pièce dans lequel le petit doigt s'introduit facilement. Cette tumeur est mate, en bas; et non transparente; en haut, elle se continue dans le trajet inguinal dont l'anneau externe est très dilaté, sous forme d'un petit cordon de consistance pâteuse qui se gonfle dans la toux et dans la station verticale, mais disparaît dans la station horizontale. En somme, il existe une petite hernie inguinale en haut, et en bas un épanchement séro-hématique de la vaginale, suite de rupture d'hydrocèle avec hématocèle intra-pariétale. Tel est le diagnostic.

Ajoutons que la tumeur n'a jamais été ponctionnée et que le malade n'a eu aucun phénomène abdominal, même lors de l'incident signalé, il y a huit jours.

24 janvier 1896. — M. Poncet incise verticalement la bourse droite et pénètre dans la cavité vaginale qu'on trouve distendue par 100 à 150 grammes de liquide séro-hématique *et qui est nettement épaissie (4 à 5 centimètres d'épaisseur environ)* mais sans adhérence des deux feuillets. En examinant soigneusement la séreuse, on voit sur sa face interne en bas et en dehors, près de la queue de l'épididyme un orifice déchiqueté, large comme une pièce d'1 franc et qui fait communiquer l'épanchement intra-vaginal avec une seconde cavité creusée dans les plans plus superficiels. Ici les feuillets sont encore assez faciles à dissocier par la dissection et on reconnaît que cette poche grosse comme une noix et remplie de caillots noirâtres est nettement située entre la tunique fibreuse et la vaginale épaissie.

L'opération est terminée par la décortication, puis l'excision de tout le feuillet pariétal de la vaginale et l'ablation de la poche intra-pariétale.

Réunion avec drainage léger. Cicatrisation et guérison complète le 15 février. Le petit volume de la hernie et surtout l'âge du malade ont décidé à ne pas tenter la cure radicale inguinale.

Observation III

*Hématocèle vaginale consécutive à une hydrocèle ancienne
s'étant compliquée de deux ruptures successives.*

M... François, quarante-six ans, journalier à Saint-Victor de
Morestel (Isère), entré le 23 février 1896 à la clinique chirurgicale de M. le professeur Poncet.

Cet homme vigoureux rentre pour une tumeur de la bourse
gauche ayant débuté, sans cause appréciable, il y a deux ans,
dans la partie inférieure de la bourse pour remonter progressivement vers l'orifice externe du canal inguinal. Il n'avait pas, auparavant, de lésions du testicule correspondant.

Il y a dix-huit mois, à la suite d'un effort, le malade éprouva
brusquement une vive douleur analogue, dit-il, à une sensation de
rupture, au niveau de la tumeur qui disparut rapidement, tandis
que la verge et la bourse devenaient le siège d'un gonflement considérable, nettement plus marqué en bas et en avant. La tuméfaction disparut en vingt jours environ et à ce moment, la bourse
gauche avait recouvré son aspect normal et ne contenait plus que
le testicule sans aucun épanchement vaginal ou autre.

L'hydrocèle se reproduisit rapidement. Trois mois après, elle
était très développée quand survint, toujours après un effort, une
seconde rupture suivie de gonflement toujours plus marqué en
bas et en avant, puis de disparition de la tuméfaction et reproduction de l'hydrocèle, qui n'a rien présenté de particulier depuis
cet accident, sinon une augmentation progressive de volume.

A l'entrée à l'Hôtel-Dieu, la bourse gauche a le volume d'une
tête de fœtus, de forme piriforme ; elle est nettement fluctuante,
mais non transparente. On sent le testicule à la partie postéro-
inférieure sous la forme d'un petit haricot de la grosseur d'une
noisette, présentant cependant encore la sensibilité spéciale de cet
organe. Enfin, on sent en bas et en avant de la tumeur un orifice
circulaire comme taillé à l'emporte-pièce, et par lequel le doigt
s'introduit facilement dans la cavité vaginale distendue.

26 février. — M. le professeur Poncet pratique une incision de la bourse gauche. On constate en avant et en bas un point faible de la vaginale exactement au point où l'on sentait l'orifice que nous avons signalé ; mais il est bien difficile d'apprécier si cette partie moins résistante correspond à une destruction de la tunique vaginale. Quoi qu'il en soit, la séreuse testiculaire contient 800 à 900 grammes de liquide hématique, de couleur chocolat, sans caillots, *et ses parois épaissies ont au moins 3 à 4 millimètres.* On pratique la décortication des trois quarts de la poche, qu'on excise en laissant autour du testicule une collerette de 5 à 6 centimètres de largeur. Les bords de cette collerette sont éversés en arrière du testicule qui est manifestement atrophié. Réunion incomplète et drainage de cette vaste cavité.

15 avril. — Le malade sort de l'hôpital complètement guéri, après avoir cependant présenté de la suppuration de la plaie.

OBSERVATION IV

Hydrocèle droite volumineuse compliquée de hernie inguinale. Ancienne rupture de la tumeur à sa partie inférieure.

L... Pierre, vingt-sept ans, cultivateur, entré le 16 mars 1896 à la clinique de M. le professeur A. Poncet.

Rien de particulier dans les antécédents. Ce jeune homme rentre pour une hydrocèle volumineuse de la bourse droite ayant débuté vers l'âge de seize ans, et sans cause appréciable, au niveau de la partie inférieure. A la période initiale, la tumeur n'avait pas de pédicule la reliant au canal inguinal, et le testicule était sain. Vers l'âge de vingt ans, son volume était comparable à celui d'une tête de fœtus, quand brusquement le malade ressentit, sans cause appréciable, une douleur dans la bourse malade qui diminua de volume, tandis qu'apparaissaient presque aussitôt de l'œdème et de la tuméfaction de la verge et de la partie inférieure de l'abdomen. Ces phénomènes disparurent en quelques jours, mais en même temps, le liquide vaginal se reproduisit aussi abondant qu'avant l'accident.

Il y a trois ans, un médecin ponctionna la tumeur et fit une injection iodée, mais sans résultat, puisque trois mois après le volume était redevenu aussi considérable. Depuis un mois, le malade entend des gargouillements en haut de la tumeur, près du pédicule.

A l'entrée, la bourse droite est aussi grosse qu'une tête de fœtus, très transparente, mate ; elle empiète sur la peau de la bourse opposée et s'est emparée de la peau de la verge dont le méat est au ras de la surface de la tumeur. A la partie inférieure de la tumeur, on sent dans les tuniques superficielles une sorte d'orifice, admettant facilement deux doigts réunis, à bords nets et tranchants, taillés comme à l'emporte-pièce et conduisant dans la séreuse vaginale très distendue par le liquide. On constate un léger bubonnocèle à la partie supérieure.

Le malade, très craintif, refuse l'opération, et nous l'avons perdu complètement de vue.

OBSERVATION V (résumée de Reclus).

M. Reclus a observé un malade dans les conditions suivantes : ce sujet, porteur d'une hydrocèle présentant un diverticule en bissac dans les tuniques des bourses, avait été ponctionné par un médecin. A la suite de cette intervention, de la sérosité et du sang s'épanchèrent dans les enveloppes, en avant de la vaginale, et fusèrent jusque dans le périnée, où ils se creusèrent un diverticule en doigt de gant. Il y avait donc un bissac vaginal et un bissac scrotal communiquant par un étroit goulot. La poche scrotale s'était formée, avant la ponction du médecin par suite d'une déchirure de la vaginale remontant à quelque temps.

Reclus ne put débarrasser son malade que par la castration. Les poches *étaient en effet épaissies, scléreuses et recouvertes de sels calcaires.*

OBSERVATION VI (Résumée de Huguier[1]).

Un malade, porteur d'une hydrocèle datant de six ans, ressentit peu de temps avant son entrée à l'hôpital Beaujon, à la *suite d'un effort violent*, une douleur vive, dans le scrotum, s'irradiant dans la région lombaire. La tumeur avait rapidement acquis le volume d'une tête de fœtus à terme. Une large ecchymose couvrait les bourseset la verge réduite à un volume infime. La tumeur tendue, rénitente, se prolongeait à travers le canal inguinal jusque dans l'abdomen, dont le côté correspondant, fortement distendu, présentait une saillie piriforme à grosse extrémité supérieure dans une étendue de 7 centimètres en tous sens. Les deux tumeurs, séparées par un étranglement correspondant au canal inguinal, représentaient assez bien une calebasse. Le diagnostic fut hydrohématocèle, vérifié par la ponction qui donna 750 grammes d'un liquide brunâtre avec des reflets irisés.

Le malade quitta l'hôpital guéri, après avoir subi divers traitements successifs : ponction, compresses résolutives, électro-puncture, injection vineuse, etc. Pas d'intervention sanglante, donc pas de constatations anatomiques suffisantes. Cependant l'histoire est celle d'une rupture de la vaginale avec production d'hématocèle péri-vaginale, funiculaire prolongée jusque dans le tissu cellulaire sous-péritonéal.

OBSERVATION VII (résumée de Rochart de Brest[2]).

Un homme âgé de cinquante et un ans, journalier au port, fut admis à l'hôpital de la marine le 21 octobre 1858. Il y a neuf mois environ, à la suite d'un effort, il a ressenti une douleur vive à la partie supérieure du scrotum, qui présentait depuis huit ans, une hydrocèle de moyenvolume. A partir du moment de cette douleur,

[1] *Union médicale*, t. VII, Paris, 1860.
[2] *Union médicale*, 1860.

la tumeur a augmenté de volume et remonté, de proche en proche, jusqu'à l'abdomen qui a augmenté progressivement.

La tumeur ovoïde du scrotum descend jusqu'au genou, n'est pas transparente et n'est pas tout à fait lisse ; indépendamment de la saillie que forme le testicule appliqué contre sa paroi interne, on y voit de légères bosselures correspondant à des points dépressibles de l'enveloppe qui présente partout ailleurs la dureté d'un corps solide. Le toucher distingue nettement dans l'épaisseur de la tunique vaginale des plaques étendues offrant la résistance du tissu osseux.

Il s'agissait évidemment d'une collection de liquide primitivement développée dans la cavité vaginale et qui, gênée dans son expansion par la résistance que lui offrait cette membrane épaissie, avait rompu la vaginale et fait irruption dans le tissu péri-vaginal et le tissu cellulaire du cordon.

Le traitement par la ponction amena la résolution et on constata alors que les deux moitiés de la tunique vaginale s'étaient appliquées l'une contre l'autre, *comme les deux valves d'une coquille dont elles ont la dureté*. Le testicule est volumineux et induré.

OBSERVATION VIII (résumée de W. Gray, de Bombay[1]).

Charretier de trente-six ans. Tumeur de la bourse droite, descendant jusqu'au genou et remontant à travers l'anneau inguinal dans l'abdomen jusqu'à l'ombilic.

La tumeur a débuté, il y a un an et depuis un mois a acquis un développement rapide avec prolongement abdominal. La poche ponctionnée d'abord, fut ouverte plus tard à cause de la suppuration et Gray pratiqua l'incision de la tunique vaginale. Les parois avaient *un quart de pouce d'épaisseur et se composaient d'un tissu fibreux dur*. L'intérieur était raboteux, ressemblant à la muqueuse stomacale dans l'empoisonnement par l'arsenic ; sa couleur était pourpre foncée. L'ouverture dela communication sous l'arcade cru-

<hr>

[1] W. Grayin, *The Lancet*, t. II, 1883.

rale permettait l'introduction de quatre doigts ou d'une petite main. Et la surface interne du sac abdominal parut ressembler à celle de la tumeur du scrotum. La source de l'hémorragie fut recherchée en vain.

OBSERVATION IX (résumée de Bowmann [1]).

Le sujet porteur d'une hydrocèle funiculaire, ressentit tout à coup de la douleur et la tumeur devint bientôt plus grosse et plus pesante, à la suite d'une marche prolongée, en même temps qu'apparaissait une infiltration abondante de sang dans le scrotum. Le trocart donna issue à un flot de sang; mais le volume de la tumeur s'accrut de nouveau considérablement, en même temps qu'on constatait des signes de suppuration manifeste.

La tumeur fut incisée et laissa échapper une grande quantité de sang putréfié. *Les parois qui étaient résistantes*, s'affaissèrent peu à peu.

Le malade mourut cinq jours après de septicémie.

L'autopsie ne fut pas pratiquée.

OBSERVATION X (Thomas Annandale [2]).

Un malade, âgé de soixante ans, avait été opéré vingt-sept ans auparavant d'une hydrocèle : il était toujours resté une grosseur après l'opération, mais elle s'était beaucoup plus accrue depuis quatre ans, à la suite d'un coup sur le testicule et n'avait pas cessé dès lors, d'augmenter.

A l'examen de la tumeur grosse comme une tête d'adulte, on constatait qu'elles se séparaient très nettement en deux parties : l'une représentant probablement la tunique vaginale épaissie, contenait du liquide et formait la poche antérieure; l'autre située en arrière

[1] Bowmann, Case of very largé hematocele of the spermatic cord *(Medico-chirurgical transaction*, 1850).

[2] *Archives générales de médecine*, 1873.

et en dedans avait deux fois le volume de la précédente et occupait tout le périnée, ainsi que la partie interne de la cuisse correspondante. Ces deux parties de la tumeur étaient intimement unies ensemble et l'une semblait être l'expansion de l'autre. On pouvait percevoir de la fluctuation dans toute la tumeur, mais cette sensation était plus nette, dans la poche plus large; l'autre, grâce à l'épaississement presque cartilagineux de ses parois, donnait plutôt l'idée d'un sac presque complètement cartilagineux ou osseux. Rien de semblable ne se sentait dans la grosse tumeur.

Une ponction pratiquée dans la tumeur donna issue à 30 onces d'un liquide parfaitement brun, grumeleux et franchement hématique. Le malade fut soulagé; néanmoins, on se décida à pratiquer l'excision de la vaginale qui était fort épaisse. Le malade mourut de septicémie au bout d'un mois environ.

La dissection de la tumeur pendant et après l'opération révéla les particularités suivantes : la petite portion était formée par la tunique vaginale *très épaissie et infiltrée sur quelques points de sels-calcaires*. La surface interne de cette cavité qui contenait plusieurs onces de liquide brun et des débris de caillots sanguins altérés, était tomenteuse et tapissée de plusieurs couches fibrineuses, stratifiées, analogues à celles des vieux sacs anévrismaux. Le testicule normal était situé au tiers inférieur de la paroi postérieure de la cavité.

La grosse portion de la tumeur renfermait un liquide identique à celui de la petite portion. Elle était constituée par une *poche qui communiquait avec la tunique vaginale par une ouverture assez large pour introduire aisément le doigt*. Cet orifice était situé sur la paroi interne de la tunique vaginale, vers son milieu et semblait le résultat d'une rupture de cette dernière ; car *ses bords étaient irrégulièrement déchiquetés et légèrement renversés en dehors*. La paroi de ce kyste était plus mince que celle de la tunique vaginale et ne présentait point de plaques calcaires. Elle était également tapissée de quelques couches de fibrine, mais beaucoup moins nombreuses. La cavité renfermait environ trois onces de liquide brunâtre et des caillots sanguins. Le kyste était absolument libre de connexion avec la tunique vaginale, sauf au point de communication ; à ce niveau, il s'était produit des adhérences de contact entre les deux feuillets externes des parois respectives. La couche interne de revêtement des deux poches était continue dans toute sa longueur.

L'auteur fait remarquer que la crétification et l'ossification des parois du sac ont été signalées dans l'hématocèle par quelques auteurs, mais il est beaucoup plus rare d'observer la présence d'un kyste secondaire, comme dans le fait précédent. Curling a décrit, dit-il, une hématocèle en bissac, mais il s'agissait alors d'une tumeur enkystée sanguine du testicule. L'explication la plus probable de ce double kyste, dans le cas actuel, est la suivante : depuis longtemps, le malade portait une hématocèle de la tunique vaginale, consécutive à une hydrocèle, sous l'influence du traumatisme, la séreuse se rompit, et le second kyste se trouva formé à la façon des anévrismes faux consécutifs.

OBSERVATION XI (résumée de Vauthier et Reverdin).

Un homme de quarante-quatre ans, bien portant, possède une hydrocèle dont le début remonte à quinze ou seize mois.

Il était assis tranquillement sur une chaise, quand tout à coup il ressentit comme une piqûre dans les bourses : celles-ci gonflèrent, et en une demi-heure, étaient devenues rouge bleuâtre. Malgré le repos, la tumeur augmentait de volume. Aussi, quatre jours après l'accident, M. Reverdin procèda-t-il à l'opération.

L'incision longue de 12 centimètres, conduit dans une sorte de cavité remplie de sang et de caillots et tapissée en partie extérieurement par une membrane lisse, présentant l'aspect d'une mince lame fibreuse ; c'est surtout entre cette membrane et la tunique vaginale que les caillots se trouvent accumulés. Après les avoir rapidement enlevés, on voit s'écouler de la vaginale un liquide séro-sanguinolent ; la tunique vaginale présente sur sa partie antérieure et moyenne un orifice à lèvres irrégulières, un peu noirâtres qui permet l'entrée d'une des branches d'une paire de ciseaux : l'ouverture est alors agrandie de haut en bas largement ; la tunique vaginale est épaissie, le testicule est sain. Reverdin se contente de faire le lavage de la poche avec la solution phéniquée à 25 pour 1000 ; puis il établit un drainage.

Un petit lambeau de la membrane qui limitait en dehors la masse de sang et des caillots, a été réséqué pour être examiné ; à l'œil nu, elle a l'aspect d'un tissu fibreux nacré, comme une mince aponévrose : l'examen histologique fait par M. le professeur Zahn a montré qu'elle était réellement constituée par du tissu fibreux.

Un mois après, le patient quittait l'hôpital.

Deux ans après l'opération, le malade n'avait rien ressenti du côté des bourses : la cicatrice était souple, le testicule normal ; il n'y avait pas trace d'induration ni d'épanchement.

Nous pourrions encore signaler de nombreux faits empruntés à divers auteurs ; mais il serait fastidieux et bien inutile de multiplier les exemples qui peuvent tous se rapporter à l'un des cas que nous avons choisis comme types des différentes modalités de notre complication de l'hydrocèle vaginale.

CHAPITRE IV

Anatomie pathologique.

Au début de cette étude, se place naturellement la recherche des lésions du feuillet vaginal dont la rupture provoque toutes les autres lésions. Nous poserons donc, en premier lieu, la question suivante :

I. Quelles sont les vaginales qui se rompent dans le cours des hydrocèles ?

Ce n'est pas ici le lieu de discuter la différence entre l'état de la vaginale dans l'affection décrite sous le nom d'hydrocèle et l'état de ce feuillet dans l'affection appelée hématocèle vaginale. Nous admettrons qu'il n'est pas rare de rencontrer dans les hydrocèles des altérations même assez prononcées de la séreuse testiculaire, en d'autres termes, qu'on nous passe cette expression, souvent la vaginale dans une hydrocèle ancienne présentera les altérations jugées caractéristiques de l'hématocèle par Gosselin. C'est une question de degré et cela est d'autant plus facile à comprendre que dans la plupart des cas l'hématocèle vaginale n'est que le résultat d'une ancienne hydrocèle.

La tunique vaginale, en cas de rupture d'hydrocèle, est ordinairement très altérée. Reverdin a eu, nous l'avons dit, le grand mérite d'attirer l'attention sur cette remarque fort importante qui permet d'expliquer les cas paraissant bizarres avant lui, de rupture spontanée. Ce feuillet séreux altéré se déchirera comme le péritoine utérin affecté de lésions anciennes, sous l'influence d'une simple grossesse par exemple, de même aussi que la rate recouverte de plaques laiteuses au niveau de son feuillet viscéral pourra présenter des fissures périlonéales, sous l'influence d'une augmentation de volume d'origine quelconque. En un mot, les feuillets altérés se rompront comme les os atteints d'affections inflammatoires ou néoplasiques et à côté des fractures pathologiques, il y a des ruptures pathologiques portant sur les tissus mous de l'organisme.

Quelles sont exactement les lésions de la vaginale ? Dans la plupart des cas, tout d'abord, le feuilllet est très épaissie vascularisé ; nous citerons nos trois premières observations recueillies chez M. Poncet et dans lesquelles l'épaississement atteignait toujours 3 ou 4 millimètres. On ne peut invoquer, pour expliquer cet état, la rupture primitive qui aurait ensuite réagi par suite du sang épanché. Outre que cette explication s'accorderait peu avec le temps écoulé depuis la rupture (quinze jours au maximum) il est, d'autre part, impossible de concilier avec elle les lésions disparates accolées côte à côte. Pour ne signaler qu'un fait absolument probant, nous renvoyons à notre observation XI où Reverdin trouve déjà des plaques crétifiées dans l'épaisseur de la vaginale quatre jours après sa déchirure. N'est-il pas plus rationnel d'expliquer l'accident par la lésion ancienne, l'hydrocèle, que d'accuser un accident survenu brusquement des méfaits dont il n'est que la conséquence !

Nous pourrions encore citer le fait d'Annandale dans lequel on sentait immédiatement après la rupture « dans l'épaisseur de la tunique vaginale, des plaques étendues, offrant la résistance du tissu osseux ». Et plus loin l'auteur ajoute « qu'après la ponction, les deux moitiés de la tunique vaginale se sont appliquées l'une à l'autre comme les deux valves d'une coquille dont elles ont la dureté ».

Reverdin a, dans plusieurs cas, observé sur le feuillet vaginal enflammé chroniquement des plaques diffuses, de couleur jaunâtre, d'aspect graisseux qu'on pourrait comparer aux plaques d'athérome artériel. Ces placards sont pour le chirurgien de Genève des points de moindre résistance, prêts à se déchirer sous l'influence de la distension ainsi que la plaque d'athérome sous le choc de l'ondée sanguine.

Ici nous devons relever une apparente contradiction. Le feuillet vaginal est épaissi d'une façon à peu près uniforme, et malgré sa plus grande épaisseur, il présente des points prédisposés à la rupture. Cela se conçoit, si l'on réfléchit qu'à certaines intervalles, l'épaississement vaginal n'est formé que d'un tissu friable, ramolli, en dégénérescence granulo-graisseuse. Ne sait-on pas que les plaques de périsplénite, bien qu'augmentant l'épaisseur du péritoine, le prédispose cependant aux ruptures [1] ; et

[1] Zan, *Revue médicale de la Suisse Romande*, 1882.

ailleurs, la plaque d'athérome, quoique doublant l'épaisseur de la paroi artérielle, n'est-elle pas la cause la plus fréquente des anévrismes ?

En un mot, épaisseur ne signifie pas solidité. Si l'on veut envisager la question des lésions de la vaginale au point de vue des modifications de la résistance, on verra aisément qu'à côté du processus hypertrophique (synonyme de plus résistant) il y a un processus atrophique (synonyme de moins résistant) ou autrement dit qu'à côté des lésions de défense, il y a des lésions de dégénérescence. Cet état disparate de la vaginale explique bien comment la rupture peut siéger en un point quelconque, prédisposé par des altérations d'ordre dégénératif.

Dans la plupart des observations anciennes, on retrouve à peu près toujours cette mention à presque invariable : la vaginale mesure plusieurs millimètres d'épaisseur et est tapissée de fausses membranes dures ; en certains points même on trouve des noyaux pierreux. Nous n'avons pas retrouvé nous-mêmes ces plaques calcaires, crétifiées dans les vaginales extirpées par M. le professeur Poncet, mais l'épaisseur était remarquable et témoignait toujours de l'altération avancée de la séreuse. L'examen histologique aurait pu être fort intéressant, en montrant peut-être les plaques diffuses jaunâtres granulo-graisseuses dans l'intérieur du feuillet ; il n'a pas été fait malheureusement et depuis que notre attention a été attirée sur ce point particulier d'anatomie pathologique, nous n'avons pas retrouvé un nouveau fait de rupture de la vaginale.

Nous admettons absolument les conclusions de Reverdin après l'examen macroscopique minutieux qui a été fait dans les cas observés à la clinique chirurgicale. Nous conclu-

— 44 —

rons que dans l'immense majorité des faits de rupture
d'hydrocèle, la tunique vaginale présente à un haut degré
les lésions caractéristiques de l'hématocèle; ce n'est pas
l'accident de la rupture qui provoque les lésions de la vaginale ordinairement, mais ces altérations sont plutôt la
cause de la complication.

II QUELS SONT MAINTENANT LES RÉSULTATS DE LA RUPTURE ?

Le liquide séreux de l'hydrocèle fait aussitôt irruption
dans les mailles celluleuses du scrotum à travers l'orifice
de déchirure et finalement, après son mélange avec du
sang provoque la formation d'une poche séro-hématique
ou bien disparaît au bout de quelques jours emporté par les
voies d'absorption ordinaires des liquides pathologiques.

Il est certain que dans des faits assez nombreux, le
liquide disparaît sans provoquer la formation d'une poche.
Si on ne retrouve pas ces cas dans la plupart des travaux
publiés, c'est que généralement l'affection guérit assez
rapidement; l'accident offre trop peu d'intérêts et le traitement est absolument insignifiant. Nous pouvons cependant en relater quelques observations indiscutables.

Velpeau constate une hydrocèle chez un malade et ren-
voie la ponction au lendemain; pendant la nuit, la tumeur
disparaît subitement avec les symptômes d'une rupture
de la vaginale, douleur, ecchymose, etc., rapidement
dissipés; mais il y eut plus tard récidive de l'hydrocèle.

Serre racontait souvent dans ses cliniques l'histoire de
cet individu qui, affligé d'une hydrocèle volumineuse
récidivante, amenait à certains intervalles, la guérison

par une compression énergique des bourses ; il eut souvent recours à ce traitement palliatif, qui est bien empirique.

En effet, dans une série de faits dont il est bien difficile de juger la fréquence relative, il y a formation d'une véritable poche dans les tuniques des bourses. Cette cavité est pour ainsi dire, destinée à subsister indéfiniment par suite des transformations fibreuses des parois qui la limitent et des sécrétions incessantes séreuses ou des exhalations sanguines qui se produisent dans son intérieur, soit à cause de sa communication fréquente avec la vaginale malade, soit à cause des altérations vasculaires. Quelquefois cet espace clos nouveau sera en communication constante avec la cavité vaginale par un orifice plus ou moins régulier ; d'autres fois, la cavité se séparera peu à peu de la séreuse par oblitération de l'orifice de communication. Cette dernière catégorie de faits est plus rare, mais cependant bien démontrée. En règle générale, la communication des deux poches subsiste, au moins pendant quelques mois et parfois pendant toute la vie. Nous citerons, à l'appui de cette idée, les constatations anatomiques faites dans nos trois premières observations dues à M. Poncet et celles plus anciennes dans les deux cas de Reverdin. Annandale a remarqué la même particularité dans son observation et a vu que les fausses membranes de l'une et l'autre poche se continuaient ensemble à travers l'orifice de communication. Les deux poches avaient une consistance inégale, c'est vrai ; mais leur surface interne présentait un aspect identique.

De plus, l'orifice de communication n'avait aucune tendance à l'oblitération, par ce qu'il s'était produit à son pourtour une adhérence complète des feuillets externes des deux cavités, vaginale et intra-pariétale, qui le transformait en un anneau fibreux rigide et non rétractile. Jamais, à notre connaissance, on n'a rencontré de dépôts calcaires dans les parois de la cavité extra-vaginale, alors que le feuillet vaginal en contient fréquemment. Il est donc probable pour cette raison encore, que ces plaques sont le fait de lésions vaginales propres et non le fait de la rupture. Mais nous avons déjà insisté sur ce point suffisamment.

Quel est le siège exact de l'épanchement intra-pariétal? La plupart des observations sont très incomplètes et signalent seulement la nouvelle poche, sans indiquer si elle est placée dans le tissu celluleux sous-dartoïque (sparltraùm des Allemands) ou dans le tissu extra-vaginal, entre la fibreuse et la vaginale. Il semble qu'ils admettent tacitement le siège plus fréquent dans le tissu sous-dartoïque. Saint Martin est plus affirmatif et croit qu'ordinairement, c'est bien là qu'est creusée la cavité de nouvelle formation, au moins dans la plupart des cas, puisque c'est à la rupture dans ce tissu d'un des diverticules de Béraud, qu'est due très fréquemment la rupture, d'après cet auteur.

Nous aurions plutôt tendance à admettre, au contraire, la plus grande fréquence du siège extra-vaginal de l'épanchement intra-pariétal, c'est-à dire que, pour nous, ordinairement la nouvelle cavité serait creusée entre la fibreuse et la vaginale. Il est bien certain que souvent on ne pourra être édifié suffisamment sur ce point, à cause de l'épaississement et de la confusion entre eux des différents plans superficiels des bourses. Mais nous nous appuyerons, pour soutenir notre conviction, sur les résultats évidents fournis dans les cas les mieux observés par les auteurs les plus compétents, dont l'attention avait été attirée sur cet examen minutieux. L'observation II publiée par Delore montra avec la plus grande évidence que la poche était placée entre la fibreuse et la vaginale.

Dans deux observations de Reverdin, cette situation a été démontrée avec netteté. Dans l'une même, l'examen histologique de la paroi externe de la poche nouvelle, pratiqué par le professeur Zahn, permit de reconnaître tous les caractères de la tunique fibreuse. Reverdin insiste avec raison sur cette étude qui n'avait pas été faite jusqu'à lui. Cependant, si nous compulsons les anciennes observations, on voit que déjà quelques auteurs avaient publié des cas semblables ; mais leur diagnostic était faux. Ils attribuaient à des prolongements vaginaux des décollements péri-vaginaux, funiculaires et même abdominaux, qui étaient, en réalité, des cavités creusées par le liquide à la suite d'une rupture de la vaginale ; on trouvera de ces exemples dans les cas de Rochard, de Gray, d'Huguier, pour n'en citer que quelques-uns.

Néanmoins nous serons éclectique, et si nous admettons la fréquence de la tumeur hydro-hématique péri-vaginale, nous pensons aussi que l'épanchement peut se faire dans le tissu sous-dartoïque. Nous n'avons pas de fait précis à signaler. Mais nous remarquerons que la tunique fibreuse peut présenter des altérations au contact de la vaginale malade et se rompre facilement, après avoir perdu la grande résistance qui la caractérise normalement. Il est possible même que la lésion primitive soit dans la tunique fibreuse, et que les altérations de la vaginale qui favorisent la rupture ne soient que secondaires à celles de la

fibreuse. Nous citerons Monod et Terrillon : « Plus souvent, peut-être, le vaisseau qui amène la première hémorragie au début de l'hématocèle, est extra-vaginal ; il
siège entre la tunique vaginale et la tunique fibreuse ou
dans l'épaisseur de celle-ci. Normalement, en effet, il
existe, dans cette région, un réseau veineux important
sur la disposition duquel Reverdin et Laskowski (Genève)
et Barrois ont récemment encore appelé l'attention. Nous
avons vu, de plus, qu'au voisinage d'une hydrocèle, la
tunique fibreuse s'épaissit ; il en est de même des vais·
seaux qui la parcourent, ils se dilatent et leurs parois
deviennent plus denses. Le fait a été constaté par Reverdin
dans ses opérations d'incision de l'hydrocèle. »

III. LE LIQUIDE

Le liquide contenu dans les deux cavités est ordinairement un mélange de sérosité et de sang, de couleur plus
ou moins foncé. Le nom qui lui convient le mieux est celui
d'hydro-hématique. Reverdin a créé le mot d'hydro-hé-
matocèle pour désigner l'ensemble des lésions. On trouve
aussi dans les poches des caillots en plus ou moins grande
abondance ; parfois même le liquide est absent et la
tumeur est remplie de caillots comme dans un anévrisme
diffus, par exemple.

D'où vient le sang qui se mêle ainsi au liquide séreux de la vaginale ? Certainement ses sources peuvent
être multiples suivant les cas : distension des capillaires
par l'épanchement, rupture de la tunique fibreuse si vasculaire comme nous l'avons vu, rupture de la vaginale,
etc... pour ne signaler que les principales. Cette question

a soulevé des controverses à une époque déjà lointaine, mais elle a bien perdu son intérêt aujourd'hui. Nous savons, en effet, que la vaginale qui se rompt est épaissie, richement vascularisée ; sa déchirure provoquera donc l'ouverture de ses vaisseaux d'où hémorragie plus ou moins abondante. C'en est assez pour expliquer l'hémorragie, qui pourra, d'autre part, être augmentée par l'apport de sang venant des dégâts de voisinage. Walther[1] avait déjà relaté un fait où l'origine vaginale du sang avait été constatée avec évidence pendant une intervention.

Quel est maintenant le siège le plus fréquent de la rupture ? Il est impossible de répondre. Théoriquement, le point faible de la vaginale est sa partie juxta-funiculaire mal soutenue par la tunique fibreuse, et, de l'avis de Saint-Martin, ce serait là, en réalité, le point qui se déchire ordinairement. L'étude de nos observations (I, II, III, IV) et le résultat de nos recherches bibliographiques à ce sujet ne nous conduisent pas à cette conclusion. Nous nous contenterons de poser cette règle générale : les lésions de la tunique vaginale sont très diversement disposées chez deux malades différents, ce sont elles qui conduisent à la rupture et puisque leur topographie et leur nature varient beaucoup, le siège de la rupture vaginale sera donc essentiellement variable.

Nous n'insisterons pas davantage sur cette partie de notre étude, dans laquelle nous avons eu pour but d'insister particulièrement sur l'état de la vaginale qui favorise la rupture.

[1] Walther, *loc. cit.*

CHAPITRE V

Étiologie, symptômes et diagnostic.

I. ÉTIOLOGIE

Nous avons longuement relaté les altérations de la vaginale, qui jouent le principal rôle dans les ruptures d'hydrocèle. La séreuse est malade, voilà le fait primordial ; certains points plus particulièrement sont dégénérés et tout préparés à se laisser forcer par le liquide qui la distend.

Dans quelques cas, la dégénérescence de la paroi est assez prononcée en un point pour que le liquide force l'endroit faible, sans aucune cause appréciable : nous aurons affaire à une *rupture spontanée*.

D'autres fois, la séreuse possède encore une certaine résistance et une cause occasionnelle est nécessaire pour achever l'œuvre lente, mais sûre des altérations pathologiques déjà plus ou moins avancées. Cette cause occasionnelle sera : un *traumatisme*, un *effort musculaire*. Pour

employer des termes de comparaison, on pourrait dire
que la cause efficiente est l'altération anatomique et la
cause occasionnelle un traumatisme ou un effort, suivant
les cas. Il était absolument nécessaire de signaler ce point
important, avant d'aborder la division étiologique des
ruptures :

1° Ruptures spontanées ;
2° Ruptures par effort ;
3ᵉ Ruptures traumatiques.

Nous serons bref sur cette étiologie.

1° Les *ruptures spontanées* sont plus rares que les
deux autres variétés et cette constatation ne surprend
pas, après un instant de réflexion. La tumeur formée par
l'hydrocèle est, en effet, saillante et par conséquent, fatale-
ment vouée à des traumatismes divers ; d'autre part, elle
subit des changements de pression à chaque effort musculaire. Donc il y a bien des chances pour que la lésion de la
vaginale n'ait pas le temps suffisant, pour accomplir les
destructions qui aboutiront à la rupture spontanée. On
pourrait avec raison comparer cette rareté de la rupture
spontanée à celle du pneumothorax qui se produit tout à
coup sans aucune quinte de toux ou sans effort.

Cependant, il existe des cas indiscutables. On connaît
déjà le fait de Velpeau, dans lequel l'hydrocèle s'était
déchirée pendant le sommeil. Reverdin nous en donne
deux exemples frappants : « Le malade était assis, dit-il,
tranquillement sur une chaise, quand tout à coup, il a ressenti comme une piqûre dans les bourses ; il a vu que
celles-ci étaient gonflées et changeaient de couleur ; en
une demi-heure, elles étaient devenues rouge bleuâtre. »

Dans la seconde observation, l'exemple est encore plus frappant. « La tumeur avait son volume ordinaire le soir en se couchant. Le matin, au réveil, sans qu'aucune douleur eût averti le malade, il trouva les bourses et le pénis ecchymosés. La bourse gauche malade n'était plus tendue, mais molle, pâteuse et la tumeur n'existait plus. »

Nous n'avons pas observé cette rupture spontanée qui est rare relativement aux autres. Baseil, en 1890, compulsant tous les cas publiés, trouve 8 ruptures spontanées, 10 ruptures par effort musculaire, 13 ruptures traumatiques. Ces chiffres ne correspondent pas, sans doute, à la réalité, si nous en jugeons par nos observations. Dans quatre déchirures de la vaginale, en effet, quatre fois la cause occasionnelle fut un effort musculaire.

2° *Les ruptures par contraction musculaire* ou par effort sont de beaucoup les plus fréquentes. Tous les individus, de quelque profession qu'ils soient, aussi jaloux que possible de préserver leur hydrocèle aussi bien des regards indiscrets que des traumatismes, font des efforts musculaires plus ou moins violents. Aussi n'y a-t-il pas lieu d'être surpris, que dans quatre ruptures que nous avons observées en l'espace de quelques mois, la cause ait été uniformément une contraction musculaire, autrement dit un effort plus ou moins violent !

Chez les personnes qui sont habituées à faire des efforts violents, ordinairement la déchirure se produira pendant une grande contraction musculaire et rarement on aura l'occasion de constater chez eux une cause insignifiante telle que l'action de se lever du lit ou de se relever, alors qu'ils étaient assis sur une chaise. Chez les ouvriers donc, l'effort musculaire est assez violent. Un malade de Pelletan sent la déchirure se produire brusquement pendant qu'il faisait rouler un tonneau plein.

Chez les gens qui, par leur situation sociale, peuvent s'abstenir des travaux pénibles, la cause est quelquefois vraiment si insignifiante que la rupture dite par effort peut être considérée, à peu de chose près, comme une rupture spontanée. Il en est de même des malades ou des infirmes condamnés pour quelque raison au repos au lit, ou tout au moins incapables d'un travail sérieux. Malheureusement, si les ruptures après un effort violent sont fréquentes à l'hôpital, dans la population ouvrière, comme nous avons pu l'observer, on conviendra qu'il est difficile pour un élève d'observer des déchirures dans la population aisée. Nous n'avons donc pas d'observation personnelle.

Nous citerons l'observation de Bertrandi, rapportée par J.-L. Petit et dans laquelle l'hydrocèle se rompit pendant un simple examen de la tumeur. Peyrot[1] a vu une déchirure se produire pendant l'acte de monter dans son lit. Sabatier, pendant un accès de toux. Chez d'autres, l'accident arriva pendant la défécation ou dans un accès de colère (Lallemand).

En somme, un effort quelquefois violent, rarement très léger est la cause la plus fréquemment signalée dans l'étiologie immédiate de notre complication.

3° Les *ruptures traumatiques* peuvent être voulues ou accidentelles.

Les ruptures voulues sont tellement extraordinaires qu'elles méritent simplement une mention. Comme exemple,

______

[1] Th. Saint-Martin, *loc. citato.*

on trouve décrite partout l'histoire bizarre du malade de Serre que nous avons déjà rapportée.

Les ruptures accidentelles sont relativement peu fréquentes ; les malades porteurs d'hydrocèle évitent ordinairement avec grand soin tous les traumatismes et abandonnent généralement les exercices qui pourraient les exposer aux traumatismes de leur tumeur ; ainsi les cavaliers négligent l'équitation.

Nous avons signalé précédemment pourquoi les ruptures par effort étaient plus fréquentes. On ne trouve pas l'étiologie traumatique directe dans les observations recueillies chez notre maître M. le professeur l'oncet. Mais Béraud, J.-L. Petit, Brodie, Asthley Cooper et Velpeau en ont relaté des observations fort intéressantes pour ne signaler que les plus connues.

Quelques auteurs, parmi lesquels on trouve Béraud, ont pensé que le coup porté sur l'hydrocèle provoquait une hémorragie intra-vaginale, d'où distension brusque de la séreuse et déchirure consécutive. Ils voyaient la preuve de ce mécanisme dans les caractères du liquide épanché après la rupture, lesquels sont, on le sait, un mélange de sang avec la sérosité.

Ce mécanisme est possible, quoique discutable ; nous avons déjà dit, en effet, que la présence du sang dans le liquide séro-hématique, était due à la rupture de la vaginale toujours très vasculaire.

II. SYMPTÔMES ET DIAGNOSTIC.

Nous n'avons pas l'intention de faire une étude complète déjà exposée avec autorité par Reverdin.

Une douleur vive semblable à une piqûre, un gonflement rapide des bourses suivi bientôt d'ecchymose étendue
et rouge bleuâtre ; puis au bout de quelques jours, disparition progressive : tel est, en général, le tableau de
l'accident.

Souvent, la résolution est complète en quinze jours ou
trois semaines, puis l'hydrocèle se reproduit, et de nouveau se rompt, très probablement auprès de la cicatrice
ancienne de la vaginale.

Dans les cas de ruptures itératives, qui sont loin d'être
rares, comme on peut en juger par nos quatre observations, il persiste, en général, une poche intra-pariétale
définitive, qui reste accolée à la tumeur qui constitue l'hydrocèle. Cette cavité subit les fluctuations de volume de la
tumeur vaginale, augmentant ou diminuant avec elle. Sa
disparition complète ne peut guère être obtenue que par le
traitement radical, c'est-à-dire l'extirpation.

On a parlé de guérisons spontanées de l'hydrocèle à la
suite de déchirures ; mais il semble qu'on ne doive les
accepter qu'avec la plus grande réserve ; car autre chose
est la disparition momentanée de l'hydrocèle ou la disparition définitive. On conçoit difficilement que par le simple
fait de la déchirure, la tunique vaginale qui est toujours
atteinte de lésions fort avancées, puisse recouvrer l'état
sain.

Nous n'avons pas trouvé d'observations qui puissent
trancher le différend, c'est-à-dire des observations où les
malades ont été revus complètement guéris de leur hydrocèle plusieurs années après.

Néanmoins, il est possible qu'une symphyse vagino-
testiculaire se développant immédiatement après la déchi-

rure, amène la disparition de la cavité vaginale et par conséquent empêche la reproduction de l'hydrocèle, par le même mécanisme que l'injection irritante de teinture d'iode, par exemple. Ces cas sont trop rares cependant pour guider le traitement et ne doivent être rappelés que comme curiosités pathologiques.

Peut-on pousser plus loin l'étude clinique et distinguer si l'épanchement s'est fait dans le tissu cellulaire péri-vaginal ou bien dans le tissu sous-dartoïque? Cette question est, sans doute, bien périlleuse à trancher et, dans la plupart des cas, on sera obligé de reculer devant la difficulté jusqu'à l'intervention chirurgicale.

Cependant, M. le professeur Poncet pense qu'un œdème rapide avec ecchymose très étendue remontant sur la paroi abdominale antérieure pourra faire admettre avec quelque apparence de raison un épanchement en dehors de la tunique fibreuse, qui serait rompue. Une poche limi-tée, accompagnée d'une légère ecchymose serait, au contraire, en faveur d'un épanchement en dedans de la tunique fibreuse; ce diagnostic serait évident, si la collection hydro-hématique se prolongeait le long du cordon jusque dans le tissu cellulaire sous-péritonéal, où elle formerait une tumeur quelquefois considérable.

Rochart, Gray, Bowmann ont signalé des faits de cette nature où le doute n'est pas possible, mais il faut savoir que généralement la difficulté subsiste quant au siège de l'épanchement intra-pariétal à cause du gonflement et de l'œdème notable des bourses.

On pourrait confondre une collection des bourses produite par une déchirure avec des noyaux hémorragiques intra-pariétaux ou encore avec des kystes développés entre les différentes tuniques (hydrocèle de Kraske). Ce sont de véritables raretés pathologiques.

Bien plus fréquente doit être l'erreur qui consisterait à croire à une hémorragie intra-vaginale, alors qu'il y a eu véritablement déchirure de la séreuse. L'inverse pourrait également se rencontrer. Gray crut à la distension de la vaginale par une hémorragie, alors que réellement, il y avait eu rupture dans le tissu cellulaire péri-vaginal. Ces exemples sont fréquents. Qu'il süffise de signaler cette erreur de diagnostic, qui n'a heureusement pas beaucoup d'importance thérapeutique, puisque les indications opératoires sont données dans les deux cas par une lésion anatomique identique, c'est-à-dire par l'état pathologique de tunique vaginale.

En terminant, il est intéressant de noter combien l'absorption du liquide épanché peut être rapide. Dans une observation de M. le professeur Poncet, rapportée par notre ami Delore, la déchirure d'une hydrocèle énorme contenant 3 ou 4 litres de liquide fut suivie quelques heures après d'une polyurie abondante. Qu'on nous permette l'expression, ce malade avait, pour ainsi dire, uriné son hydrocèle.

CHAPITRE VI

Traitement.

En tête de ce chapitre doit être rappelé le fait anatomique fondamental, qui déjà nous a expliqué certaines
particularités étiologiques telles que les ruptures spontanées. Nous voulons parler de l'altération accentuée de
la tunique vaginale rompue, qui doit dominer dans l'esprit
du chirurgien. Ces lésions réclameront tôt ou tard l'intervention radicale que recommandait si chaleureusement
Gosselin, pendant sa vie et même quelques jours avant sa
mort, c'est-à-dire la décortication suivie d'excision plus
ou moins complète du feuillet vaginal épaissi. Aujourd'hui,
cette opération est pratiquée journellement ; en principe,
elle permet de compter sûrement sur une guérison définitive, de se mettre à l'abri de complications redoutables
parfois observées avec les injections de liquides irritants
et doit être généralement adoptée, d'après l'avis de M. le
professeur Poncet.

Donc, dans le cas de rupture de la vaginale qui est, nous

le répétons, toujours très altérée, la cure radicale s'impose. Elle est, à moins de contre-indications particulières, (mauvais état général, cachexie ou trop grande pusillanimité du malade, âge, etc., toutes choses qui ne relèvent pas directement de l'accident) le traitement de choix (Poncet).

Les anciens procédés ne font, pour la plupart, que reculer l'intervention, qui s'imposera dans un avenir plus ou moins rapproché

L'injection de liquides irritants employée à l'exclusion de la cure radicale par les anciens chirurgiens, doit céder le pas à cette opération dans les déchirures d'hydrocèle, depuis l'ère antiseptique. Elle a pu guérir quelques malades, à défaut d'autre procédé; mais bien souvent aussi, elle amena des accidents graves tels que suppuration, sphacèle des bourses dans lesquelles on injectait directement le liquide irritant. Reverdin l'a rejetée systématiquement dès 1883 et depuis lors la conduite est nettement tranchée.

L'abstention à peu près érigée en méthode dans la plupart des cas par les maîtres de la période préantiseptique, est encore préconisée par Richet en 1883 dans la thèse de son élève Saint Martin. Nous croyons qu'à l'heure actuelle, il serait non pas dangereux, mais tout au moins bien inutile de la recommander comme règle générale. Elle présente quelques indications momentanées, qui bientôt disparaissent pour faire place au traitement vraiment radical.

Nous ne parlerons pas d'autres procédés qui ont pu susciter des controverses dans des temps où l'on n'opérait pas sous la garantie antiseptique. La discission sous-cu-

tanée des poches liquides des bourses de Jobert[1],
Bühring[2], l'électro-puncture de Schuster, l'injection vineuse d'Huguier avaient peut-être donné des succès à
l'époque de leurs inventeurs. Actuellement, elles sont du
domaine de l'histoire et n'ont plus aucune raison d'exister ;
aussi ne les discuterons-nous même pas.

En résumé, dans le cas de rupture de la vaginale dans
les hydrocèles, la cure radicale s'impose. Une seule
question doit nous occuper : à quel moment faut-il inter-
venir ?

Deux cas peuvent se présenter : tantôt le liquide dif-
fuse abondamment, provoquant un œdème considérable
et une large ecchymose remontant jusque sur la paroi
abdominale, à la suite de l'effraction de la tunique fibreuse.
Tantôt l'épanchement est plus petit, limité en dehors par
la tunique fibreuse.

Dans le cas de grand épanchement avec infiltration
étendue, il sera plus prudent, d'après M. le professeur
Poncet, d'attendre la résorption plus ou moins complète
du liquide infiltré, phénomène qui ne se fera attendre
que quelques jours. On évitera ainsi les dangers de la
suppuration, qui se produit si facilement dans les grands
foyers sanguins. Puis on pratiquera la décortication et
l'excision de tout le feuillet pariétal de la vaginale épaissie, après avoir enlevé les caillots. S'il existe une poche
de nouvelle formation, il est également indiqué de la vider
soigneusement et d'en faire l'extirpation dans le cas où
ses parois plus ou moins fibreuses n'auraient pas de ten-

[1] Jobert, nouveau procédé pour la cure radicale de l'hydrocèle
(*Gazette des hôpitaux*, 1848).

[2] Bühring, *Deutsche Klinik*, 4 novembre 1854.

dance à la cicatrisation. Un drainage soigneux à la partie déclive est nécessaire.

Dans le cas d'épanchement limité, la cure radicale peut être faite immédiatement, les raisons qui demandaient l'expectation momentanée, dans les grands épanchements n'existant pas. On suivra la même conduite opératoire, vis-à-vis de la vaginale, des caillots, du drainage et de la poche de nouvelle formation, s'il en existe une.

En somme, nous pouvons résumer notre pensée relative au traitement radical dans les termes suivants : Non seulement, la rupture de la tunique vaginale dans une hydrocèle ne contre-indique pas la cure radicale, comme on a pu le supposer à tort, mais encore elle témoigne, avant tout, de la nécessité de la cure radicale, puisqu'elle est l'indice de lésions rebelles de la séreuse testiculaire.

CONCLUSIONS

I. La rupture de la tunique vaginale dans les hydrocèles est un accident qui n'est pas très rare, ainsi que le démontrent les quatre faits observés à la clinique chirurgicale de M. le professeur Poncet, en l'espace de quelques mois.

Cet accident survient, soit spontanément, soit après un effort, soit après un traumatisme. Les observations précitées prouvent que le mécanisme le plus fréquent est la rupture pendant un effort.

II. Les tuniques vaginales qui se rompent dans le cours des hydrocèles offrent des lésions très accentuées : épaississement notable, plaques calcaires, plaques de dégénérescence graisseuse. Nous attirons particulièrement l'attention sur les points dégénérés (pachyvaginalite atrophique), qui nous permettent ainsi de comprendre le mécanisme des ruptures spontanées, en particulier, bien que la vaginale soit uniformément épaissie.

Les lésions de la vaginale sont la cause des ruptures qui sont ainsi de véritables ruptures pathologiques. Le traumatisme, l'effort, ne sont que des causes occasionnelles.

III. Le siège de l'épanchement peut être double : tantôt entre la fibreuse et la vaginale, tantôt dans le tissu sous-dartoïque. Les observations de M. Poncet démontrent la première variété, qui n'est pas signalée par la plupart des auteurs.

Le siège de la déchirure vaginale est variable comme la topographie et la nature des lésions. Dans trois observations de M. Poncet, le siège fut une fois à la partie postéro-inférieure, une fois à la partie postéro-supérieure et une troisième fois à la partie antéro-inférieure de la séreuse.

IV. Le traitement de choix est la cure radicale de l'hydrocèle, d'après M. Poncet. Cependant, dans les grands épanchements avec œdème et ecchymose étendue, il sera plus prudent de différer l'intervention pendant un certain temps, jusqu'à la résorption de l'épanchement.

Dans tous les cas, la cure radicale s'impose à bref délai, puisque la déchirure de la tunique vaginale dans les hydrocèles est l'indice de lésions rebelles de la séreuse testiculaire. Ces altérations, en effet, ne sont justiciables, comme traitement vraiment efficace, que de la cure radicale de l'hydrocèle par l'excision de la vaginale altérée.

Lyon. — Imp. A. Rey, 4, rue Gentil. — 13523

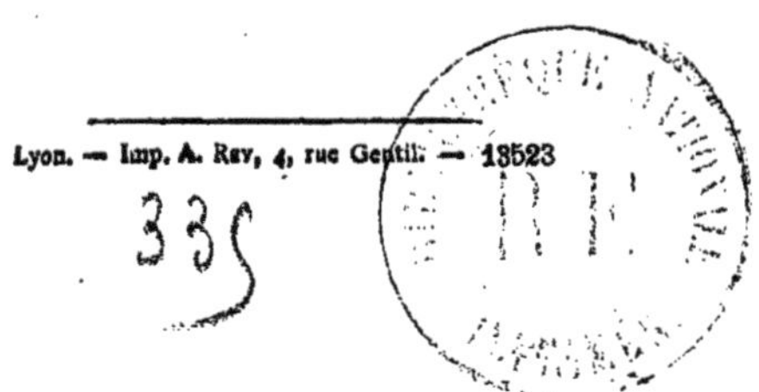